DE LA SAIGNÉE

DANS LE

TRAITEMENT DE LA PNEUMONIE

DE LA SAIGNÉE

DANS LE

TRAITEMENT DE LA PNEUMONIE

PAR

M. G. PEYRAUD,

MÉDECIN DE L'HOSPICE DE LA CHARITÉ.

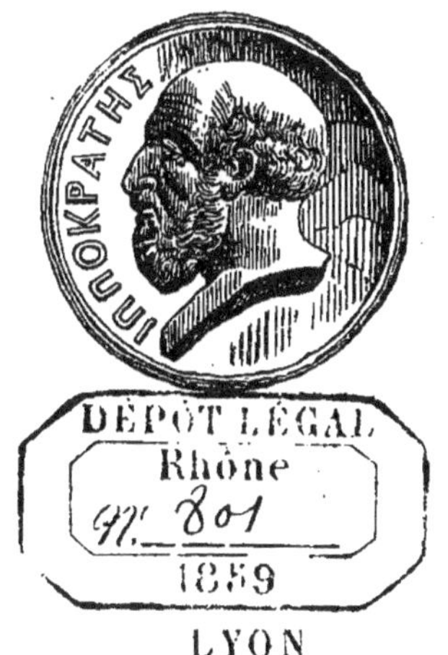

LYON

IMPRIMERIE D'AIMÉ VINGTRINIER

QUAI SAINT-ANTOINE, 35.

1859.

DE SA SAIGNÉE

DANS LE

TRAITEMENT DE LA PNEUMONIE

Le remarquable mémoire lu à la Société impériale de médecine de Lyon, dans sa séance du 14 novembre 1858, par notre honorable confrère M. Rambaud, sur une épidémie de pneumonies observées à la Charité dans les salles des militaires malades, pendant l'année 1855, a donné naissance, au sein de cette Compagnie, à une discussion sur le traitement de la pneumonie par les saignées, dans laquelle des opinions bien contradictoires ont été émises de part et d'autre sur la valeur de ce moyen thérapeutique et sur l'opportunité de son emploi contre cette maladie. S'appuyant sur les nombreux succès qu'il avait obtenus, M. Rambaud avait glorifié la saignée, et l'avait peut-être trop exaltée au-dessus de tous les autres moyens que la thérapeutique a préconisés contre les affections aiguës de la poitrine. D'autres voix se sont réunies à la sienne pour exprimer le regret que la méthode de traitement des pneumonies par les émissions sanguines se soit pour ainsi dire perdue à l'Hôtel-Dieu de Lyon.

Comme ancien médecin de cet hôpital, je tiens à prouver que cet abandon des saignées contre la pneumonie, n'a pas été, de ma part du moins, le résultat d'un caprice, mais que je n'y ai renoncé que lorsque j'ai vu les pneumonies guérir tout aussi bien par d'autres procédés, et surtout par l'emploi des antimoniaux. Il est presque inutile de dire d'avance que je ne viens point attaquer les résultats obtenus par notre honorable confrère, ni blâmer la méthode qui les lui a procurés. Il est trop évident qu'il n'y a aucune comparaison à faire entre les jeunes soldats qu'il a traités et la population énervée, affaiblie par le travail et une nourriture souvent insuffisante, qui vient demander des secours dans les infirmeries de l'Hôtel-Dieu. Les sujets observés par lui, et ceux qui peuplent les hôpitaux civils n'offrant aucune analogie ni pour l'âge, ni pour la constitution et le tempérament, il n'y a rien d'étonnant à ce que la méthode qui convient aux uns soit nuisible aux autres. J'espère donc que dans tout ce que j'aurai à dire, on ne verra point un article de polémique, mais seulement l'exposition de vues différentes applicables à des cas tout à fait opposés.

Je commencerai par établir en principe, et personne, je pense, ne le contestera, qu'un médecin d'hôpital serait bien téméraire, qui se vanterait de guérir indistinctement et sans exception toutes les pneumonies qui peuvent se présenter dans son service. La pneumonie n'est pas une de ces maladies contre lesquelles on puisse faire de la médecine expectante, et pour lesquelles il suffise au malade de se tenir chaudement au lit. C'est au contraire une de celles où il est le plus urgent qu'un diagnostic précis soit porté dè bonne heure, pour qu'aussitôt son existence constatée, on lui applique le traitement convenable. Or, les pneumoniques qui se présentent dans les hôpitaux y arrivent presque généralement plusieurs jours après le début de la maladie, jours précieux perdus pour le traitement et pendant lesquels le mal a pu faire des progrès rapides, la fluxion envahir une partie plus considérable du poumon, l'engouement se convertir en hépatisation, etc. Dans un service d'hôpital, on perdra donc toujours et nécessairement des pneumoniques : l'essentiel est, en acceptant ces

chances qui sont communes à tous, de n'en pas perdre
au delà de la proportion ordinaire.

Pour aborder cette question avec des chiffres, car c'est
la seule manière d'arriver à un résultat, j'ai fait le dé-
pouillement du registre de mouvement de mon service à
l'Hôtel-Dieu, pendant les quatre dernières années que j'y
ai passées, du premier janvier 1848 au 31 décembre 1851,
dans les salles Sainte-Marie d'abord, et ensuite Saint-
Jean et Saint-Martin, toutes trois exclusivement réservées
aux hommes. Voici les chiffres que j'ai obtenus :

Cent quarante malades atteints de pneumonie, à différents degrés, ont passé dans mon service, et parmi eux
vingt-huit sont morts ; mais sur ce nombre de morts, il
me semble juste d'en retrancher sept qui ont été apportés
mourants et par conséquent n'étant susceptibles d'aucun traitement. Ils ont tous succombé la nuit qui a suivi
leur entrée ou le lendemain, un ou deux sont allés jusqu'au second jour. Ces sept morts retranchés, il me reste
cent trente-trois pneumoniques traités, sur lesquels il y
a eu cent douze guérisons et vingt-un décès.

Ce nombre de cent trente-trois malades se décompose
en vingt-trois pneumonies doubles, cinquante-neuf pneumonies droites, cinquante-une pneumonies gauches. Dans
quarante-cinq cas il y avait pleuro-pneumonie.

Huit cas se sont compliqués de symptômes ataxiques et
cérébraux, et m'ont donné trois guérisons et cinq décès.

Neuf cas compliqués de symptômes typhoïdes et adynamiques, ont donné six guérisons et trois morts.

Un cas s'est terminé par la gangrène du poumon et la
mort, cinq jours après l'entrée du malade.

Dans quatre cas la pneumonie s'est trouvée entée sur
un catarrhe pulmonaire chronique, et cette circonstance
a occasionné deux morts pour deux guérisons.

Sept fois la pneumonie s'est développée autour de
tubercules, et cette complication n'a déterminé qu'une
seule mort pour six guérisons. Les malades convalescents
de pneumonie conservaient, dans ce cas, leurs tubercules,

comme un corps étranger placé au milieu du tissu pulmonaire et destiné plus tard à provoquer une autre crise plus ou moins dangereuse pour eux.

Deux fois la pneumonie s'est compliquée d'anasarque, et néanmoins les malades ont guéri.

Un autre cas de pneumonie droite, chez un jeune homme de dix-neuf ans atteint d'hypertrophie du cœur, a guéri : l'état du cœur paraissait s'être amendé sous l'influence de la digitale, lorsque le malade est sorti.

Une pneumonie gauche a entraîné la mort en se compliquant d'accès d'angine de poitrine.

Examinons, maintenant, quel a été le traitement employé.

Six malades seulement ont été saignés à la lancette. Sur ce nombre, un malade est mort après être tombé dans un état adynamique de suite après l'ouverture de la veine. C'était un journalier âgé de 50 ans, atteint de pneumonie gauche, il est mort au huitième jour de la maladie. Je sais qu'on pourra m'objecter que si la saignée n'a pas guéri le malade, il me serait difficile de prouver que c'est elle qui a amené la mort, et que lui reprocher ce triste résultat serait commettre une pétition de principe, et tomber dans le cas du *post hoc, ergo propter hoc*. Admettons-le, si on le veut, puisque je n'ai pas aujourd'hui les preuves positives du contraire. Ce qui ne m'empêche pas de regretter sincèrement que cette saignée ait été faite.

Dans les cas de pleuro-pneumonie, des sangsues ou des ventouses scarifiées étaient appliquées sur le point de côté, qu'elles enlevaient en général assez bien. Je trouve sur mon registre que j'ai eu recours onze fois à ces saignées locales.

Le tartre stibié a été employé d'emblée vingt-six fois, et m'a procuré vingt-cinq guérisons : sur ce nombre il y avait cinq pneumonies doubles et douze pleuro-pneumonies. C'est assez dire que c'étaient presque tous des cas graves. En effet, il ne fallait rien moins qu'un certain degré de gravité pour me décider à employer ce moyen énergique.

Je le donnais ordinairement pendant deux jours, jamais plus de trois, à la dose de quarante centigrammes le premier jour, dose que je diminuais le lendemain. Le signe auquel je reconnaissais qu'il fallait cesser son emploi était l'établissement de la diaphorèse. Je le donnais, suivant l'exemple de Laënnec, dans une potion d'infusion de feuille d'oranger, additionnée de trente grammes de sirop diacode.

L'oxide blanc d'antimoine a été employé seul dès le début, dans soixante-sept cas, sur lesquels il y en avait trente-deux de pleuro-pneumonies. La dose ordinaire était de deux à trois grammes suspendus dans un loock ou dans une potion gommeuse. Sous son influence, la transpiration s'établit moins vite que sous celle du tartre-stibié, mais j'ai toujours constaté la diminution prompte du pouls qui, en trois ou quatre jours, tombait de cent ou cent vingt pulsations et plus, à un rhythme quelquefois au-dessous du rhythme normal, en même temps que les symptômes s'amendaient.

Dans les pneumonies ataxiques, des sangsues étaient ordinairement mises au fondement, et, de suite après, des vésicatoires étaient appliqués aux jambes. L'oxide blanc d'antimoine était préféré à l'émétique, et le musc, le camphre et les autres antispasmodiques administrés à l'intérieur soit par la bouche, soit en lavements. Dans les pneumonies adynamiques et typhoïdes, le polygala de Virginie m'a rendu des services, uni à tous les toniques que la situation exigeait. Je ne dis rien des autres moyens qui ont complété le traitement, tels que boissons pectorales, juleps et mélanges pectoraux, vésicatoires et emplâtres simples ou saupoudrés de tartre-stibié, et placés entre les épaules, etc., attendu que cela est étranger à la question qui nous occupe.

Si donc nous récapitulons ces causes de mort dans les vingt-un décès dont le traitement adopté peut être responsable, et en mettant en dehors les sept cas où les malades ont été apportés agonisants et dévoués à une mort cer-

taïne, nous trouvons : cinq décès causés par des symptômes ataxiques ; trois produits par un état typhoïde ; deux
résultant de la combinaison de la pneumonie avec un catarrhe chronique ; un produit par une fonte de tubercules
pulmonaires coïncidant avec la pneumonie ; un par la gangrène du poumon ; un autre résultant d'une complication
d'angine de poitrine : en tout, treize cas où la complication
rendait la maladie des plus graves et diminuait d'autant
les chances de guérison. Il reste encore huit décès surve-
nus indépendamment de toute complication. Or, voici les
notes de mon registre qui serviront peut-être à les expliquer :

Un cas est relatif à un poêlier, âgé de 72 ans, atteint
d'une pneumonie double, et entré à l'Hôtel-Dieu dans un
état d'affaissement général dont il ne s'est pas relevé. Le
deuxième cas est celui d'un homme de 51 ans, malade
d'une pneumonie droite, depuis deux mois, mort cinq jours
après son entrée. Le troisième est celui d'un homme de
44 ans, entré au neuvième jour d'une pneumonie droite,
et mort huit jours après. Le quatrième concerne un cro-
cheteur, âgé de 46 ans, atteint depuis quinze jours d'une
pleuro-pneumonie gauche, mort quatre jours après, avec
un épanchement considérable dans la plèvre. Le cinquième
et le sixième sont relatifs à deux malades en voie de guérison, et morts, l'un et l'autre, à la suite d'un écart de ré-
gime. L'un était un journalier de 60 ans, complètement
guéri d'une pneumonie droite, mort d'indigestion lors-
qu'on pensait déjà à son renvoi ; l'autre était un vitrier,
âgé de 28 ans, atteint d'une pleuro-pneumonie gauche, qui
était déjà en grande voie d'amélioration, retombé malade
à la suite d'aliments pris en cachette et en trop grande
quantité, et mort quelques jours après. Restent enfin deux
décès dont la cause n'est expliquée par aucune note.

Maintenant, je le demande en toute confiance : dans combien de ces vingt cas de mort, (je dis vingt et non vingt-un,
car on n'a pas oublié qu'un décès est survenu malgré une
saignée du bras, et, je le crains bien, à cause d'elle,) dans

combien de ces cas, dis-je, prétendrait-on que la phlébo-
tomie eût pu être appliquée avec chance de succès ? Quant
aux cent douze guérisons, elles ne sont point en cause. Je
ne doute nullement que beaucoup d'entre ces cent douze
malades eussent pu être saignés et guérir également. Mais
si j'ai pu arriver au même résultat par d'autres moyens,
tout reproche porterait à faux et serait injuste.

Je pourrais en rester là si je n'avais qu'à me justifier de
l'abandon de la saignée dans le traitement de la pneumonie : mais, comme il est peu de sujets de médecine
pratique plus importants, il me semble utile d'examiner
sur quoi se fonde la confiance en l'efficacité des saignées
contre cette maladie. Pour cela, je serai obligé de faire
l'historique, aussi abrégé que possible, des phases par lesquelles cette pratique a passé dans les siècles qui nous
ont précédés.

Je ne saurais disconvenir que l'emploi de la saignée
contre les affections aiguës du poumon remonte à la plus
haute antiquité. Hippocrate saignait dans la pleurésie pour
diminuer l'irrégularité des mouvements fébriles, et, en
même temps, favoriser la coction : seulement, par suite de
son peu de connaissances anatomiques, il voulait qu'on
ouvrît, dans ce cas, la veine basilique, réservant la veine
médiane du bras pour l'ischurie. Son exemple, appuyé par
l'autorité de Galien, devait suffire pour maintenir cette
pratique dans tout le moyen-âge. A cette époque, en effet,
toute discussion sur un point de doctrine médicale, quel
qu'il fût, se bornait à établir ce qu'en avaient pensé les
médecins de Cos et de Pergame. Au reste, c'était une idée
qui devait naturellement se présenter à l'esprit, que celle
de tirer du sang dans une maladie où l'on voyait ce fluide
transsuder au travers du tissu pulmonaire pour aller co-
lorer les crachats. Si le but qu'on se proposait par cette
pratique était évident, l'explication qu'on donnait de son
action sur l'organe malade variait suivant les doctrines.

C'est ainsi que, dans le siècle dernier, Sydenham con-
seillait la saignée « pour détourner le sang qui accable la

« poitrine... parce que la grande quantité d'humeur pi-
« tuiteuse qu'il contient fournit matière à l'inflammation
« du poumon. » Mais il se hâte d'ajouter qu'ayant reconnu
que les saignées fréquentes réussissent très-mal aux gens
replets et qui ne sont plus jeunes, il les a remplacées avan-
tageusement par les purgatifs. (*Médecine pratique.*
Traduct. de Jault, pag. 263) Stoll , au contraire, con-
seillait la saignée pour entraîner au dehors les principes
bilieux qui se trouvent mélangés avec le sang et altèrent
sa composition. Mais il recommande de ne pas la faire trop
copieuse, car « c'est une opinion fausse et pernicieuse ,
« ajoute-t-il quelques pages plus loin, c'est une opinion
« fausse de croire que la perte de cette humeur , versée
« avec trop de profusion puisse être réparée par d'autres
« secours. » (*Médecine pratique. Traduct. de Tenier* ,
pag. 274 *et* 292.)

Le solidisme, qui remplaça les théories humorales, au
commencement de ce siècle , ne détruisit pas la confiance
en la saignée, dans le traitement de la pneumonie. On con-
tinua à la conseiller pour combattre cette maladie, mais la
plupart des auteurs s'accordèrent en même temps à recom-
mander la modération dans son emploi. Pinel, dans sa
Nosographie philosophique (tom II, pag. 476), conseille
d'user modérément de ce moyen , de crainte d'abattre
trop promptement les forces du malade. Si une seconde
évacuation sanguine est nécessaire , il veut qu'on ait recours aux sangsues. Laënnec employait aussi la saignée,
mais il avait plus de confiance au tartre-stibié, et, s'il saignait ses malades au début du traitement, c'était pour en-
rayer l'orgasme inflammatoire et donner à l'émétique le
temps d'agir. (*Traité de l'auscultation*, tom. 1, pag. 496)
Chomel, au contraire, insistait davantage sur la saignée et
ne donnait l'émétique que comme dernière ressource, et
lorsque le malade était presque à l'extrémité. Aussi l'émétique ne lui réussissait-il guère , et sa confiance en ce re-
mède (pourtant si héroïque !) était très-faible, pour ne pas
dire nulle. M. Andral, dans sa *Clinique médicale* (tome 1,

pag. 571 et suivantes) se montre chaud partisan des saignées fréquemment répétées et déclare n'avoir aucune confiance au tartre-stibié, quoiqu'il avoue l'avoir vu employer quelquefois, sans qu'il nuisît, en apparence, au malade. Quant à M. Louis, il déclarait, en 1830, dans un *Mémoire sur la pneumonie*, mémoire resté célèbre et souvent opposé aux partisans trop outrés de la statistique, qu'il ne penchait pas plus pour un mode de traitement que pour un autre, la pneumonie ne lui ayant pas paru guérir plus vite par les saignées que par tout autre mode de traitement.

Si l'emploi de la saignée dans le traitement de la pneumonie n'eût jamais été conseillé qu'avec la prudence et la circonspection qu'y ont mises les auteurs que je viens de citer, la question que j'examine ici n'eût jamais été soulevée. Mais il a fallu se défendre contre les exagérations de quelques partisans trop exaltés des évacuations sanguines, qui, dans leur enthousiasme pour ce moyen, tout à la fois si héroïque et si dangereux, suivant l'à-propos de son application, en ont poussé la pratique, on peut le dire, jusqu'à l'absurde. Ce n'est pas la médecine physiologique qui a encouru la première le reproche d'être tombée dans de pareils excès. Bien plus de deux siècles avant Broussais, Léonard Botal avait donné, sous ce rapport, un exemple remarquable des erreurs où peut tomber un beau génie qui ne se laisse pas guider par la réflexion et le bon sens. Ce médecin, né à Asti en Piémont, étudia à Pavie et fut élève de Fallope. Après avoir servi quelque temps dans les armées, il devint médecin du duc d'Alençon, quatrième fils de Henri II roi de France, et, plus tard, celui de Henri III. Il publia, en 1546, un traité intitulé : *De Curatione per sanguinis emissionem*, dans lequel il préconise la saignée à outrance contre toutes les affections compliquées de malignité, et même contre la goutte. A l'objection qu'il affaiblissait trop ses malades en leur enlevant continuellement du sang, il répondait que plus on tire d'eau d'un puits, plus la nouvelle eau qui en sort est pure ; et que plus un enfant suce le sein de sa nourrice, plus aussi le lait de cette dernière devient abondant. (*Histoire de la Médecine par Kurt Sprengel, trad. de Jourdan*, tom. III, pag. 216.) Voici quelle était la manière d'agir de Botal contre l'angine, la péripneumonie, la pleurésie et la fièvre ardente : il pratiquait d'abord une saignée de deux livres et demie à trois livres ; six heures après, une seconde d'une livre et demie ; après un nouveau délai de six heures, une troisième de trois livres à trois livres et demie. Dans le chapitre suivant, il examine les cas où il y a lieu de recommencer le lendemain.

On trouvera probablement quelque analogie entre les conseils de Botal et ceux que donne Cullen dans ses *Éléments de Médecine pratique*, à l'article de la péripneumonie (tom. I, pag. 390 et suiv.). Cullen veut qu'on multiplie les saignées dans le traitement de cette maladie, il en faut une au moins chaque jour, jusqu'à ce qu'on ait tiré environ cinq livres de sang au malade. Si la maladie se prolonge, on pourra dépasser cette quantité. Après les saignées du bras, viennent les ventouses scarifiées. Bosquillon, son commentateur, suivait la même méthode. Il faisait faire trois saignées le premier jour, autant le second et quelquefois le troisième. Quand il ordonnait la saignée, il ne manquait jamais, dit-on, d'ajouter sa formule favorite : *Illicò, meridiè et seró*. Si l'on en croit M. Emery, auquel j'emprunte ces détails, il fut fidèle à cette pratique jusqu'à sa mort, car dans la maladie dont il mourut il fut saigné quatorze fois.

De ces excentricités à la méthode des saignées coup sur coup de M. Bouillaud il n'y a qu'un pas, et il me serait impossible, malgré mon désir d'abréger, de n'en pas dire quelque chose. Ce fut dans la séance du 24 novembre 1835 que cette théorie se produisit, pour la première fois, à l'Académie de Médecine de Paris, à l'occasion d'un rapport de M. Capuron sur une *Statistique de l'École d'accouchement de Metz, pour l'année* 1834. Ce travail contenait une phrase qui mérite d'être rapportée textuellement: « D'après « les progrès de l'art, depuis une vingtaine d'années, il

« est presque impossible de concevoir la mort dans les
« maladies aiguës, si ce n'est comme une exception.....
« à moins qu'on ne les attaque trop tard ou avec des
« moyens inférieurs à leur violence. » Comme une pareille
assertion soulevait des réclamations unanimes, M. Capuron
ajouta que, pendant tout l'été, il avait suivi attentivement
la clinique de M. Bouillaud, à laquelle se présentaient quarante à cinquante cas de maladies aiguës par semaine, et
qu'il n'y avait pas vu un seul cas de mort; que, depuis
l'introduction de la nouvelle méthode, on ne voyait plus
ni fièvres adynamiques, ni dents fuligineuses, ni délire.
M. Bouillaud développa ensuite sa méthode qui consistait
à saigner trois fois par jour, pendant quatre à cinq jours de
suite, jusqu'à ce que la maladie s'amendât. Alors, s'en-
gagea une discussion des plus curieuses, qui dura plusieurs séances et ne fut close qu'en janvier 1836 : et,
comme elle roula presque exclusivement sur le traitement
de la pneumonie, je crois pouvoir légitimement en parler
ici. La nouvelle méthode fut chaudement défendue par un
membre de l'Académie, aujourd'hui professeur à la Fa-
culté de Médecine de Paris, qui apporta, à l'appui, des ex-
périences incroyables. Il avait extrait, tout d'un coup,
et en une seule fois, à une cinquantaine, de chiens, une
quantité de sang équivalente à 1/40, 1/30, et même 1/24 du
poids total de leur corps, sans que ces animaux en eussent
été, le moins du monde, incommodés. Un homme pleu-
rétique, à la Pitié, avait été saigné douze fois sans incon-
vénient; trois livres de sang avaient été tirées impunément à une vieille femme, à la Salpétrière, pour une pneumonie hypostatique. Au reste, pour atténuer les fâcheux
effets des saignées trop copieuses, le même membre pro-
posa sérieusement de remplacer le sang extrait en faisant
boire au malade une quantité double de tisane, n'importe
laquelle. Ainsi, après une saignée d'une livre, deux livres
de tisane; quatre pour une saignée de deux livres, et cinq
pour une saignée de trois livres, probablement parce que
le malade ne pourrait pas en boire davantage. Et là des-

sus, ce bon M. Capuron de s'écrier : « que, dorénavant,
« si les médecins rencontraient des maladies malignes,
« ils sauraient être aussi malins qu'elles ! » Cette pointe
termina la discussion, et, au milieu d'un rire fou, on passa
à l'ordre du jour, en refusant de nommer la Commission
que ces messieurs demandaient pour constater leurs
succès.

Il est dans la nature des choses humaines que toute
exagération, dans quelque sens qu'elle soit, amène, tôt ou
tard, une réaction en sens contraire. Heureux quand celle-
ci ne dépasse pas son but, et ne devient pas elle-même
une exagération nouvelle aussi absurde et aussi dangereuse ! Botal trouva de nombreux contradicteurs, dont
aucun ne sortit des bornes d'une discussion sage et mo-
dérée, et au nombre desquels je suis heureux d'avoir à
signaler un médecin lyonnais, Jacques Pons, qui publia
contre Botal, en 1566, un ouvrage imprimé à Lyon, sous
ce titre : *De nimis licentiosâ ac liberaliore intempestivâ-
que sanguinis missione.* Mais en Angleterre, la réaction
contre les idées de Cullen dépassa son but, car elle
donna naissance au brownisme. Brown, cet adversaire
si violent de Cullen, avait été son élève, et peut-être était-
ce, en voyant l'abus que l'on faisait de la saignée à la
clinique d'Edimbourg, qu'il avait conçu la première idée
de son système qui, regardant toutes les maladies comme
le résultat de l'asthénie, conduisait nécessairement à les
traiter par les toniques et les excitants les plus énergi-
ques. Cullen s'est souvent plaint de l'ingratitude de
Brown. Je ne veux pas prendre la défense de celui-ci,
mais il n'en est pas moins vrai que Cullen avait prêté le
flanc à ses attaques, et s'il s'y montra si sensible, c'est
peut-être parce qu'il les voyait puiser dans un fond de
vérité, une force que leur violence et leur manque de
forme ne pouvait leur faire perdre entièrement.

En France, la réaction contre l'école physiologique n'a
pas été aussi loin, mais pour s'être faite plus lentement,
elle n'en a pas moins eu lieu et ses effets n'ont pas tardé

à se faire sentir dans le traitement de la pneumonie. Les partisans des saignées multipliées contre les affections aiguës des poumons, avaient prétendu qu'un de leurs principaux avantages était de juguler la maladie et d'abréger par là la moyenne de la durée du séjour des malades dans les hôpitaux. Or, le contraire a été parfaitement démontré par M. Briquet dans un *Relevé statistique des cas de péri-pneumonie observés à l'hôpital Cochin, dans les années* 1836, 1837, 1838 *et* 1839, inséré dans les *Archives générales de médecine* (avril 1840). Dans ce travail, M. Briquet compare les pneumonies traitées exclusivement par les saignées et celles qui l'ont été par le tartre stibié, et il prouve par des chiffres que la moyenne de durée des premières a été notablement plus longue que celle des secondes, quoique le tartre stibié ne fût employé que dans les cas les plus graves. En 1841, M. Grisolle publie son *Traité pratique de la pneumonie aux différents âges, etc.*, et ne craint pas d'aborder de front la théorie des saignées coup sur coup, pour faire justice des erreurs sur lesquelles elle repose et des résultats déplorables qu'elle a produits. La *Gazette médicale de Paris*, en rendant compte de cet ouvrage, dans son numéro du 22 janvier 1842, loue l'auteur d'avoir eu le courage de s'attaquer ainsi corps à corps au professeur de la Charité, « au risque de raviver des plaies qu'elle a lieu « de croire fermées depuis longtemps. » En même temps, les travaux venus de l'étranger abondaient dans le même sens et prouvaient combien était générale la réaction contre l'abus des émissions sanguines dans le traitement de la pneumonie. Ainsi M. Kennedy publiait, en juillet 1841, dans le journal *The Dublin medical press*, un article intitulé : *Quelques observations sur la pneumonie aiguë et spécialement sur celle qui occupe le lobe supérieur du poumon*, où il prouve que, dans le traitement de cette maladie, la saignée locale doit être la règle et la saignée générale l'exception. Enfin, en 1843, le docteur Roederer, de Wissembourg, publiait dans un journal allemand, dirigé par le docteur Oppenheim, un article reproduit par la *Gazette médicale de Paris*, en octobre 1843, où il rend compte de quarante-deux pneumonies bien constatées, traitées sans saignées par l'émétique uni à l'opium. Sur ces quarante-deux malades, M. Rœderer n'en avait perdu que treize.

Un fait incontestable, et qui doit être d'un grand poids dans la question que j'examine en ce moment, c'est que les travaux les plus récents sur la physiologie et la pathologie tendent à augmenter de plus en plus l'importance du rôle que joue le sang dans notre économie. Aussi avons-nous vu signaler, depuis un certain nombre d'années, et décrire des maladies nouvelles, de l'existence desquelles les anciens ne se doutaient pas, et qui ont toutes pour point de départ une altération ou décomposition du sang. Telles sont l'*albuminurie*, dans laquelle le sang, privé de son albumine que les urines entraînent au dehors, va former des épanchements dans les séreuses : la *maladie bronzée* ou d'*Addison*, dans laquelle le sang altéré d'une manière encore peu connue dans sa composition intime et moléculaire, dépose dans les diverses couches de la peau une partie de sa matière colorante ; enfin la *leucémie*, ou augmentation des globules blancs du sang avec diminution proportionnelle des globules rouges, maladie sur laquelle l'attention n'a été appelée que depuis peu, et qui a fait le sujet de plusieurs travaux publiés dans le courant de l'année 1858. Tous ces faits prouvent incontestablement que le sang a mille manières de s'altérer dans sa composition, et n'est pas un liquide avec lequel on puisse se jouer impunément, comme s'il ne présentait d'autres circonstances à considérer que celle de sa plus ou moins grande abondance dans l'économie ; et, comme conséquence naturelle, ils doivent détourner de plus en plus les médecins sérieux et prudents de la tendance qu'ils pourraient avoir à ouvrir les veines avec trop de facilité. Ils se rappelleront ce sage précepte de Stoll, que je citais en commençant : que c'est une grande erreur de croire que la perte du sang puisse être réparée par quoi que ce soit ; et les réflexions si pratiques de Morton , sur les effets directs des saignées trop copieuses : « L'absorption est rendue trop « rapide, les sucs n'ont pas le temps d'être suffisamment « élaborés ; ils agissent sur le sang comme un poison qui « s'y mêle, le rendent plus acre, et jettent ainsi dans l'é- « conomie un germe de maladie bien difficile à extirper. »

Enfin, une considération qui n'est pas à dédaigner, surtout dans la pratique des hôpitaux , la nécessité d'économiser les forces du malade commandera toujours une grande modération dans l'emploi de la saignée contre la pneumonie, de même que contre tout autre maladie. Il ne faut pas oublier que ces malades ont besoin de toutes leurs forces pour gagner leur pain de chaque jour ; que, le lendemain de leur sortie de l'hôpital, il faut qu'ils se remettent à l'ouvrage, et que le taux de leur salaire dépend du travail qu'ils accompliront ; que si leurs forces leur font défaut avant qu'ils aient atteint la limite de leur journée, leur simple bon sens leur suggèrera des regrets sur le sang qu'on leur aura tiré de trop.

Et maintenant, quelle conclusion déduirai-je de tout ce qu'on vient de lire ? Sera-ce la proscription de la saignée, en principe et d'une manière absolue, dans le traitement de la pneumonie ? Non certainement , et cette prétention serait aussi absurde que l'abus de la saignée que j'ai voulu combattre. Mais, ce que je crois pouvoir établir, d'après ce que j'ai vu, c'est que, contre la pneumonie, la saignée générale doit être l'exception et non la règle ; qu'elle ne doit pas être appliquée à tous les malades, dès que la pneumonie est constatée, comme le serait une consigne dans un hôpital militaire ; mais qu'auparavant on pèse mûrement les circonstances de l'âge, de la constitution, du tempérament du malade, de ses habitudes, etc. L'indication que l'on prétend remplir par la saignée, et qui est de diminuer la masse du sang qui traverse les poumons dans un temps donné, peut souvent être aussi efficacement remplie par l'emploi des antimoniaux. Il est, en effet, universellement reconnu aujourd'hui que cette action contro-stimulante que Razori avait constatée, sans pouvoir l'expliquer, dans le tartre-stibié, consiste surtout dans la propriété qu'il a de ralentir la circulation. Cette propriété est commune au kermès, à l'oxide blanc d'antimoine, et, en général, à tous les médicaments qui ont ce métal pour base. Cela établi, combien les indications de la saignée deviennent moins fréquentes ! A part certains cas de pléthore évidente, à part ces cas où la fluxion pulmonaire a pris tout à coup ce degré d'intensité qui lui à valu le nom d'*apoplexie pulmonaire*, combien il sera facile de guérir souvent les pneumoniques, sans les soumettre à cette opération qui les démoralise si fréquemment, et qui produit presque toujours une impression pénible sur leur entourage ! Mais, à part ces cas, et sauf de rares exceptions où la sagacité du médecin reconnaîtra l'indication de tirer du sang, je conseillerai toujours , et ce sera là ma conclusion, de traiter les pneumonies graves par le tartre stibié ; celles d'une intensité moindre, et qui occupent une partie moins considérable du poumon, par l'oxide blanc d'antimoine, combinés, l'un et l'autre, avec toutes les boissons et préparations pectorales dont l'expérience a sanctionné l'usage dans le traitement de cette maladie. En agissant ainsi , on ne perdra aucun de ses avantages contre la fluxion inflammatoire qui a envahi le poumon, et l'on aura, en même temps, l'avantage de ne pas affaiblir inutilement le malade, et, par là d'abréger la convalescence.